Hemavathi Loganathan
Santhosh Manoharan
Karthikeyan Elumalai

Adesivo transdérmico de hidrogel para o tratamento da acne

Hemavathi Loganathan
Santhosh Manoharan
Karthikeyan Elumalai

Adesivo transdérmico de hidrogel para o tratamento da acne

Patch transdérmico de hidrogel

Imprint
Any brand names and product names mentioned in this book are subject to trademark, brand or patent protection and are trademarks or registered trademarks of their respective holders. The use of brand names, product names, common names, trade names, product descriptions etc. even without a particular marking in this work is in no way to be construed to mean that such names may be regarded as unrestricted in respect of trademark and brand protection legislation and could thus be used by anyone.

Cover image: www.ingimage.com

This book is a translation from the original published under ISBN 978-620-7-64800-9.

Publisher:
Sciencia Scripts
is a trademark of
Dodo Books Indian Ocean Ltd. and OmniScriptum S.R.L publishing group

120 High Road, East Finchley, London, N2 9ED, United Kingdom
Str. Armeneasca 28/1, office 1, Chisinau MD-2012, Republic of Moldova, Europe
Printed at: see last page
ISBN: 978-620-7-66259-3

ADESIVO TRANSDÉRMICO DE HIDROGEL PARA O TRATAMENTO DA ACNE

QUADRO DO CONTEÚDO

INTRODUÇÃO

A acne vulgar é uma doença inflamatória grave e auto-limitada da glândula sebácea. Quando a dehidroepiandrosterona (DHEA) circula normalmente no sangue durante a adolescência, a Cutibacterium acnes causa acne vulgar. [1]. É uma doença de pele muito prevalente que afecta normalmente o rosto, mas também pode afetar a parte superior dos braços, o peito e as costas. Pode ocorrer tanto com lesões inflamatórias como não inflamatórias [2]. [2] A sua fisiopatologia envolve três factores: hiperseborreia, queratinização folicular anormal e proliferação de Propionibacterium acnes na unidade pilossebácea. Como resultado da sua interação, o microambiente cutâneo altera-se e leva a reacções inflamatórias no hospedeiro que promovem a progressão da lesão da acne. [5]. A acne pode começar na adolescência e persistir até aos trinta anos. [2]. Os homens são mais susceptíveis à acne do que as mulheres. As pessoas são mais influenciadas nas regiões urbanas do que nas zonas rurais. Em 20% dos indivíduos afectados, desenvolve-se acne grave com cicatrizes. Certas raças tendem a ser mais afectadas do que outras. Os africanos e os asiáticos são mais susceptíveis de ter acne grave, enquanto os brancos são mais susceptíveis de ter acne ligeira. As pessoas com pele mais escura são mais susceptíveis de sofrer de hiperpigmentação. Embora a acne possa surgir em bebés, normalmente desaparece por si só. Durante a puberdade, a 5-alfa-redutase converte a testosterona numa DHT mais potente, que se liga a receptores nas glândulas sebáceas e aumenta a secreção de sebo. O aumento resultante da hiperproliferação da epiderme folicular é o que causa a retenção de sebo. [3,4] Diferentes receptores que a glândula sebácea expressa causam a produção de sebo. Para além do receptor de histamina bem descrito, ativado pelas histaminas, do recetor hormonal de DHT, ativado pelos androgénios, e do recetor de neuromoduladores, principalmente o recetor da substância P e da hormona libertadora de corticotrofina (CRH), que são activados principalmente pelo stress, a investigação molecular recente identificou três outros receptores que são expressos pelos sebócitos e que controlam a produção de sebo. [5]

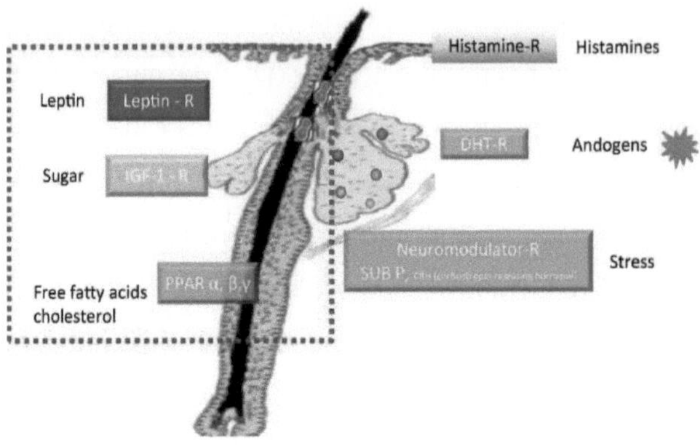

Figura 1: Receptores que controlam a produção de sebo [6]

Uma substância dietética ativa cada um destes receptores recentemente descobertos. Os receptores activados por proliferadores de peroxissoma (PPARα, β e γ) são estimulados pelos ácidos gordos livres e pelo colesterol, o recetor do fator de crescimento semelhante à insulina (IGF)-1 pelo açúcar e o recetor da leptina pela gordura. [6,7] A leptina é uma hormona segregada pelos adipócitos que regula o peso corporal e também é conhecida por ligar o metabolismo lipídico à inflamação em vários tipos de células. Os sebócitos produzem gotículas de lípidos no interior da célula e foi recentemente demonstrado que também libertam interleucina (IL)-6 e IL-8, que são enzimas e citocinas pró-inflamatórias. [7] Este resultado sugere que a leptina é um novo ator na indução da inflamação e na alteração dos perfis lipídicos nos sebócitos e pode ser uma ligação entre a dieta e o desenvolvimento da acne inflamatória. Os microrganismos que produzem inflamação e desenvolvimento epidérmico folicular são Candida albicans, Staphylococcus epidermis e Malassezia furfur. [4]

TIPOS DE ACNE

A acne é geralmente classificada em dois tipos principais: [1]. Tipos de acne não inflamatória - Tipos de acne inflamatória

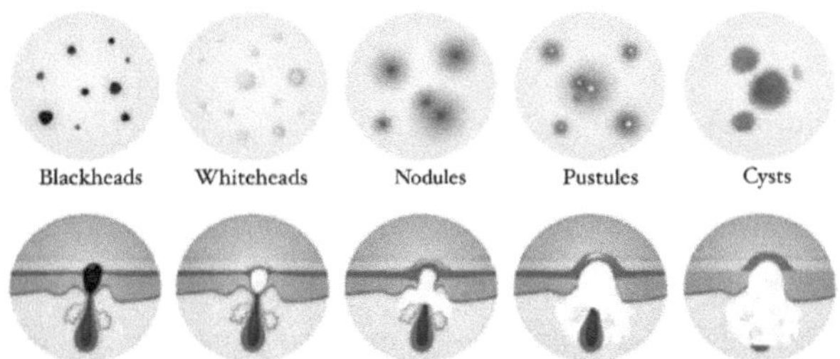

Figura-2: Tipos de acne Tipos de acne não-inflamatórios:

Os pontos brancos e os pontos negros são tipos de lesões não inflamatórias da acne. São normalmente as formas menos graves de acne e não causam inchaço ou desconforto.

Cabeças brancas

O termo médico para os pontos brancos é comedões fechados. Trata-se de pequenas manchas ou borbulhas cor de carne. Os pontos brancos são saliências brancas porque os poros obstruídos ficam debaixo da pele.

Pontos negros

Os pontos negros são comedões abertos com uma cor negra na superfície da pele. Mas a cor preta não é causada pela sujidade, mas porque o ar reage com o excesso de óleo. [11]

Tipos de acne inflamatória:

A acne inflamatória é mais grave do que a sua contraparte não inflamatória e pode levar a complicações como cicatrizes e manchas. A acne inflamatória pode variar entre pequenos inchaços que respondem a tratamentos tópicos e quistos de grandes dimensões que podem necessitar de tratamento cirúrgico.

Pústulas (borbulhas)

As pústulas (borbulhas) são lesões cheias de pus, brancas ou amareladas, que são vermelhas na base. As pústulas são inchaços maiores e sensíveis com um centro circular definido cheio de pus esbranquiçado ou amarelado. As pústulas parecem-se normalmente com pontos brancos muito maiores e mais inflamados. [12]

Nódulos

Os nódulos são lesões da acne que são mais graves porque se fixam na pele profunda, são dolorosos e causam cicatrizes. **[São nódulos duros e inflamados situados profundamente na pele. Quistos**

Os quistos são como os nódulos; a lesão é profunda na pele, muito grande, dolorosa, com caroços vermelhos ou brancos, lesões cheias de pus que podem causar cicatrizes. [13] Os quistos são o tipo mais grave de acne. Em casos graves, uma pessoa pode necessitar de intervenção cirúrgica para os tratar. Se não forem tratados corretamente, os quistos podem provocar cicatrizes visíveis.

TRATAMENTOS PARA A ACNE

A acne pode ser tratada de várias formas, incluindo medicamentos de aplicação tópica, medicamentos orais, fisioterapia, terapia laser e terapia fotodinâmica. Para a acne ligeira a moderada, o tratamento tópico é habitual. Os anti-bacterianos, como o peróxido de benzoílo, os retinóides e os antibióticos são os pilares do tratamento tópico da acne. Embora possa irritar a pele local, um tratamento tópico pode impedir a formação de novas lesões. Géis, pensos (pensos embebidos em medicamentos), lavagens e soluções têm o potencial de secar a pele, pelo que são normalmente reservados para utilização em tipos de pele oleosa. O risco de irritação da pele é maior quando se utilizam loções, cremes e pomadas na pele seca. Os efeitos desta medicação tópica demoram pelo menos seis a oito semanas a manifestar-se. Os objectivos do tratamento dos doentes com acne incluem a redução da morbilidade psicológica, a prevenção de cicatrizes de descarga e a eliminação de lesões inflamatórias e não inflamatórias. A terapêutica deve ser administrada durante pelo menos oito meses para determinar se o tratamento está a funcionar ou não. Aconselha-se o encaminhamento para um dermatologista se o objetivo do tratamento não for atingido ou se houver cicatrizes substanciais [9]. A eritromicina, a clindamicina (CDM) e o peróxido de benzoílo são apenas alguns dos medicamentos antibacterianos que têm sido investigados para o tratamento da acne [8]. No entanto, nem todos os métodos de administração podem ser bem sucedidos e seguros contra a acne. Devido à sua baixa absorção dérmica, a maioria destes medicamentos não mata eficazmente os microrganismos. Os antibióticos tópicos não são recomendados como único tratamento para a acne porque pode desenvolver-se resistência bacteriana. Entretanto, a isotretinoína ou os antibióticos orais têm demonstrado uma eficácia terapêutica superior [10]. A medicação para a acne reduz a produção de óleo, o inchaço e a infeção por bactérias. O doente pode precisar de quatro a oito semanas para ver os resultados da maioria dos medicamentos prescritos para a acne. A recuperação total da acne pode demorar muitos meses ou mesmo anos. O curso do tratamento que o médico irá sugerir depende da idade, do tipo e da gravidade da acne e do nível de empenhamento do doente. Por exemplo, a pele afetada deve ser tratada lavando-a duas vezes por dia durante várias semanas. É habitualmente utilizada uma combinação de medicamentos tópicos e internos (orais). Devido à possibilidade de efeitos secundários, as doentes grávidas têm opções de tratamento limitadas [1].

Quadro 1: TRATAMENTO DO ACNE EM DIFERENTES FORMAS DE DOSAGEM [1]

PREPARAÇÃO	FUNÇÃO
GEL	Os doentes com pele oleosa são tratados com géis, uma vez que são mais confortáveis e têm um efeito secante. No entanto, pode provocar queimaduras e impedir a aderência de alguns cosméticos à pele.
SOLUÇÃO	A sua solução principal é utilizada em combinação com antibióticos tópicos dissolvidos em álcool. Os doentes com pele oleosa podem também utilizar a solução em vez do gel.
LOÇÃO	Todos os tipos de pele podem utilizar loções. Na pele com pelo, a loção espalha-se uniformemente. O propilenoglicol, que normalmente está presente nas loções, tem um efeito de secagem e de queimadura.
CREME	Os cremes destinam-se a pessoas com pele seca ou sensível, pelo que a fórmula não deve irritar ou secar a pele. Os doentes que o utilizarem sentirão a pele muito oleosa quando aplicarem o creme, se tiverem pele oleosa.

Patches como tratamento tópico para a acne

Em geral, os pensos para a acne que já se encontram no mercado contêm substâncias sintetizadoras de hidrocolóides [15]. Os pensos para a acne existentes no mercado são normalmente feitos de hidrocolóides ou hidrogéis; estas substâncias são conhecidas pela sua utilização em pensos médicos. Os pensos hidrocolóides consistem em duas camadas, nomeadamente, uma camada coloidal e uma camada impermeável à água. A chamada camada coloidal é a camada interna e a camada impermeável à água é a camada externa. A função da camada impermeável à água é fornecer uma camada protetora e ajudar a impedir a propagação de microrganismos patogénicos, mas esta camada impermeável à água pode criar condições hipóxicas e aumentar o crescimento de P. acnes. Este revestimento impermeável à água não é eficaz no tratamento da acne devido à sua função protetora, pelo que são necessários alguns pensos de grau médico que contêm várias substâncias, como peróxido de benzoílo, ácido salicílico ou clorexidina, que podem inibir o crescimento bacteriano [8]

Funcionamento de um penso para borbulhas

Os pensos para borbulhas funcionam bem nos surtos de acne à superfície da pele. Os pensos funcionam eficazmente contra pontos negros e borbulhas com pus, mas são menos eficazes contra a acne cística. Os pensos para acne são óptimos para tratar borbulhas activas, mas não impedem que o problema volte a surgir. Podem ter dificuldade em tratar até os poros obstruídos. Os pensos para borbulhas são ineficazes para tratar os surtos de acne com lesões profundas e quísticas. Na maior parte das vezes, os pensos servem apenas para evitar que as borbulhas se agravem. Estes autocolantes para borbulhas também não ajudam muito o acne. Por este motivo, as pessoas com acne grave devem consultar um médico para um tratamento adequado. Além disso, os adesivos para acne podem não ser adequados para pessoas com pele sensível devido ao potencial de irritação da pele devido ao adesivo. Os adesivos também podem afetar a pele à volta das lesões se o doente tiver uma reação alérgica aos mesmos.

Figura 3: Funcionamento de um penso para borbulhas

Tipos de borbulhas:

Existem, geralmente, três tipos de manchas de borbulhas.

-hidrocolóides

-hidrogel e

-microagulhas

Tabela 2: Tipos de pensos para a acne: [16]

Patches	Características
Pensos de hidrocolóide	Tem o tamanho de uma borbulha e é circular É também muito fino, pelo que é menos visível quando utilizado em público. Pode sugar a humidade dos poros, prevenir outras infecções e evitar a formação de cicatrizes de acne na pele.
	É utilizado no caso de acne ativa, os ingredientes activos são utilizados para matar as bactérias causadoras da acne e reduzir a inflamação.
Adesivos de hidrogel	O ácido salicílico e o óleo da árvore do chá são ingredientes activos comuns neste tipo de adesivo para a acne. Pode reduzir os inchaços das borbulhas, a dor e a vermelhidão, bem como aliviar as borbulhas inflamadas, como as pápulas. Pode também ajudar a reduzir o tamanho das lesões causadas por acne nodular ou cística.
Patches de microagulhas	Contém uma microagulha dissolvida e muito fina para acne cística ou nodular. Tem uma pequena agulha num dos lados que pode ajudar a distribuir e a penetrar os ingredientes activos nas camadas mais profundas da pele;

Pensos com microagulhas (MN)

Os pensos com microagulhas (MN) são pensos com um sistema de administração tópica e transdérmica de medicamentos constituído por um material feito de agulhas de tamanho micrométrico. Este sistema com uma disposição de agulhas micrométricas cria uma via de transporte através da pele para transportar várias moléculas terapêuticas, tais como (bio)macromoléculas, pequenas moléculas e nanopartículas (vesículas). Estes pensos de microagulhas são adaptados de forma a penetrarem apenas na epiderme, sem penetrarem na derme, e a não danificarem os neurónios. Como estes pensos são normalmente administrados em casa, foram concebidos para serem indolores e fáceis de utilizar [17]. A principal desvantagem de um penso de microagulhas é que a diferença nas camadas da pele de uma pessoa para outra pode fazer com que a profundidade de penetração das partículas varie [14], e a ponta da microagulha pode romper-se e permanecer dentro da pele aquando da remoção do penso [18]. Existem vários tipos diferentes de adesivos de microagulhas: microagulhas sólidas, microagulhas revestidas, microagulhas dismicrónicas, rondels e microagulhas ocas [19].

Adesivos de hidrogel

Os pensos medicinais para a acne são também designados por pensos de hidrogel, porque os pensos de hidrogel contêm ingredientes activos que podem matar as bactérias causadoras da acne. O penso hidrocolóide pode absorver o líquido das borbulhas e fazer com que estas se achatem. [8] Os hidrogéis têm a propriedade de poderem ser ajustados através de uma variedade de métodos químicos, pelo que a conceção dos hidrogéis proporciona uma nova forma de fornecer pequenas moléculas, proteínas, células e regeneração de tecidos [20]. Os hidrogéis são definidos como cadeias de polímeros hidrofílicos inchados com água, o que lhes permite absorver grandes quantidades de água, constituindo a água retida pelo menos 20% do seu peso. É por isso que os hidrogéis têm propriedades ajustáveis, bem como métodos de fabrico versáteis para serem aplicados em aplicações biomédicas, como os pensos anti-acne [21]. Os pensos de hidrogel têm muitas vantagens, incluindo uma boa biocompatibilidade, sendo macios e elásticos na pele, tendo um baixo potencial de toxicidade [3], incluindo um bom comportamento de inchaço, especialmente na inflamação da pele causada pelo acne e [4] a capacidade de proteção do medicamento contra condições ambientais adversas. Entretanto, as desvantagens não são ideais para fármacos hidrofóbicos [2]. A fraca resistência à tração dos hidrogéis provocou uma libertação precoce do fármaco antes de os efeitos serem sentidos no local-alvo [22]. Os hidrogéis podem ser classificados com base na sua composição polimérica: hidrogéis homopoliméricos, hidrogéis copoliméricos e hidrogéis multipoliméricos. [23]

Pensos de hidrocolóide

Os pensos hidrocolóides são pensos não medicamentosos para o tratamento da acne. A função deste penso é hidratar a pele e melhorar a barreira cutânea. Também pode ser utilizado para melhorar a suavidade da pele e os efeitos hidratantes. Pode acelerar a recuperação da barreira devido à acne. O exemplo é a glicerina como principal ingrediente ativo. A glicerina pode absorver e reter água, pode aliviar eficazmente a pele seca e curar o acne mais rapidamente [24]. Entretanto, os pensos medicinais para o acne são utilizados para tratar o acne ativo, como o penso de hidrogel que contém triclosan como agente antibacteriano.

Ácido salicílico como penso para o acne

A pele tem sido alvo de grande interesse como uma possível abordagem para a administração de medicamentos sistemicamente activos [25]. As vantagens potenciais da administração são amplamente reconhecidas. Os métodos de terapia transdérmica foram definidos como formas de dosagem conscientes e distintas que, quando administradas na pele não danificada, transportam o(s) fármaco(s) para o sistema vascular a um ritmo regulado através da epiderme [26]. Consequentemente, espera-se que os TDDS sejam desenvolvidos para manter bons níveis de fármaco no sangue para uma eficácia curativa, utilizando a pele como local de implantação do fármaco [27].

A aspirina tem sido utilizada para tratar uma variedade de doenças, como febre, dor, febre reumática e doenças inflamatórias, como a artrite reumatoide, a pericardite e a doença de Kawasaki. A aspirina em doses baixas tem sido considerada um dos medicamentos mais utilizados em todo o mundo, com um consumo diário aproximado para doenças cardiovasculares que demonstraram reduzir o risco de morte por ataque cardíaco ou acidente vascular cerebral em pessoas de alto risco ou com doença cardiovascular [28,29]. Existem algumas provas de que a aspirina pode ajudar a prevenir o cancro colorrectal, embora os mecanismos sejam desconhecidos [30]. A aspirina impede o funcionamento da enzima ciclo-oxigenase (COX), que impede o ácido araquidónico de produzir prostanóides como as prostaglandinas e os tromboxanos. A COX contém duas isoenzimas: A COX-1, que está presente na maioria dos órgãos e produz prostaglandinas e tromboxanos e contribui para a manutenção do revestimento da mucosa gastrointestinal, da função renal e da agregação plaquetária, e a COX-2, que está presente em regiões específicas (cérebro, vasculatura, aparelho justaglomerular do rim e na placenta durante a gestação tardia, etc.) e cuja transcrição aumenta durante a inflamação ou a febre [31].

A aspirina foi selecionada como candidata à administração transdérmica de fármacos porque tem uma biodisponibilidade oral baixa, uma semi-vida plasmática de 15-20 min, um peso molecular de 180,158 g/mole, um coeficiente de partição (log P) de 1,19 e uma solubilidade aquosa de 3 mg/ml, ou seja, a aspirina tem algumas propriedades desejáveis para ser formulada como um sistema de administração transdérmica de fármacos [26, 32].

Angélica Graça[33] et al., **(2023)** investigaram a eficácia de um adesivo de hidrogel à base de gelatina para ser colocado entre a máscara e a área facial. Os autores demonstraram as ferramentas de Design of Experiment com uma abordagem Quality by Design que foram utilizadas no desenvolvimento do penso e a caraterização in vitro foi realizada através de avaliação reológica, ATR-FTIR e estudos de acoplamento molecular. Em conclusão, as propriedades físicas e a avaliação do desempenho relatadas neste estudo indicam que este sistema inovador de formação de película pode ser utilizado para prevenir lesões cutâneas causadas pela utilização contínua de máscaras de proteção.

Arunprasert[34] et al., **(2022)** demonstraram o desenvolvimento de novos adesivos hidrofílicos para administração transdérmica de medicamentos. Os principais componentes do adesivo sensível à pressão foram o poli-hidroxietil acrilato-co-ácido itacónico)-catecol (PHI-cat) e o ácido hialurónico (HA). Foram examinados o desempenho adesivo dos adesivos, as propriedades físico-químicas, a interação fármaco-polímero, a cristalização do fármaco, o teor de fármaco, a penetração do fármaco através da pele e a rede de coordenação do polímero. Como resultado, estes adesivos funcionalizados com catecol podem ser dispositivos de administração transdérmica de fármacos com excelentes qualidades adesivas para o transporte de fármacos através da pele.

A Singh[35] et al., **(2015)** desenvolveram a formulação F9 (HPMC: PVP; 1:1) com base no estudo ex-vivo com ácido oleico como potenciador de penetração, que mostrou uma libertação máxima de 91,45% durante 24 horas. A formulação F9 seguiu a matriz de Higuchi e o transporte por difusão não-Fickian. Os estudos de irritação da pele em dois coelhos revelaram-se isentos de irritação. Os estudos de estabilidade mostraram que o adesivo transdérmico otimizado era estável a 40 °C e 75% UR em relação ao parâmetro físico e ao estudo de liberação de drogas ex vivo. Os autores concluíram razoavelmente que a felodipina pode ser formulada em adesivos transdérmicos para evitar o metabolismo de primeira passagem.

Ashish36 et al., **(2015)** ilustraram o desenvolvimento da administração de succinato de metoprolol num local específico para o tratamento da hipertensão. Foram utilizados polímeros como o HPMC e o quitosano, bem como um plastificante (PEG-400), para criar formulações utilizando uma abordagem por solvente. A utilização de polímeros como o quitosano, o HPMC e o plastificante PEG-400 demonstrou resultados encorajadores. Com base nas descobertas, o quitosano pode ser o melhor polímero para desenvolver uma película bucal mucoadesiva estável que fornece medicamentos continuamente. Descobriu-se que a conceção e produção dessa película bucal com quitosano pode ser incrivelmente vantajosa, uma vez que pode transportar medicamentos até 5 horas. Em resumo, o polímero quitosano pode ser utilizado para melhorar a administração de medicamentos.

Banerjee37 et al., **(2012)** prepararam adesivos transdérmicos de ácido acetilsalicílico através do método de moldagem por solvente utilizando hidroxipropilmetilcelulose (HPMC) como polímero e carboximetilcelulose como copolímero e glicerina como plastificante para determinar a difusão e a permeação da aspirina e correlacionar a administração do fármaco através da pele. Os autores concluíram que as películas de aspirina formuladas como agente antiplaquetário têm boa biodisponibilidade com poucos efeitos secundários, especialmente quando utilizadas durante um longo período de tempo

Banerjee S38 et al., **(2014)** efectuaram um teste de estabilidade para o adesivo transdérmico. Nos resultados destes estudos, verificou-se que os adesivos transdérmicos de hidrogel tinham um pH fixo após serem armazenados durante 6 meses. As quantidades cumulativas de fármacos libertados permaneceram estáveis durante 6 meses a 40C/75% HR, e houve uma pequena alteração na curva de libertação completa do fármaco às 72 h. Foi também realizada uma observação visual, e as características visuais do penso transdérmico optimizado não se alteraram durante a análise, especialmente em termos de forma, transparência, suavidade, uniformidade, viscosidade, uniformidade e flexibilidade. A curva ATR do penso transdérmico optimizado permanece estável durante o armazenamento em condições de pressão acelerada.

Brito **Raj39** et al., **(2019)** criaram um adesivo transdérmico carregado com transportador lipídico nanoestruturado de sinvastatina foi projetado para melhorar a biodisponibilidade e o impacto terapêutico. A preparação de NLC de sinvastatina foi investigada e caracterizada por tamanho de partícula em nanômetro, índice de polidispersidade, potencial zeta em milivolt, microscopia eletrônica de varredura e eficiência de aprisionamento usando o projeto Box Behnken e o método de regressão linear múltipla. Foi determinado que um penso transdérmico de NLC carregado com fármacos será um dispositivo promissor de administração de fármacos para medicamentos pouco biodisponíveis.

Calvisi **L40** et al., **(2021)** provaram a eficácia de um peeling químico combinado com um produto esfoliante e purificante de cuidado domiciliário no tratamento da acne ligeira a moderada. Descobriu-se que o estudo incluiu 45 participantes que sofriam de acne ligeira a moderada. Os doentes foram submetidos a um peeling químico que incluía ácido salicílico, ácido pirúvico e ácido retinóico, uma vez de três em três semanas, durante quatro semanas, bem como a um tratamento de cuidado domiciliário após a fase de cicatrização. Para avaliar o progresso e a satisfação dos pacientes com a pele, foram utilizados o índice de gravidade da acne de Michaelson, a Escala de progresso estético global do sujeito e o questionário Face Skin Q. Em resumo. A combinação de um peeling químico à base de ácido salicílico e de um tratamento caseiro esfoliante parece ser um excelente método de tratamento da acne. Como resultado, o médico pode empregar esta combinação.

Castilla-Casadiego41 et al., **(2022)** investigaram um penso de microagulhas de quitosano biodegradável para administrar meloxicam para o controlo da dor em bovinos. Foram determinadas as propriedades mecânicas da penetração in vitro, a análise do teste de compressão do penso de microagulhas e a análise da libertação do fármaco in vitro. A capacidade de dissolução do penso de microagulhas foi investigada in-vivo. Os investigadores concluíram o estudo afirmando que os pensos de microagulhas biodegradáveis de quitosano podem ser utilizados para administrar meloxicam a bovinos, a fim de melhorar o controlo da dor, com implicações positivas para o fabrico comercial.

Cherukuri [S42] et al., **(2017)** demonstraram a capacidade de criar e formular TDDS de topiramato (TPM) e analisar a sua libertação alargada in vitro e ex vivo. Neste estudo atual, foi feita uma tentativa de construir um sistema terapêutico transdérmico do tipo matriz compreendendo TPM com proporções variadas de combinações poliméricas hidrofílicas e hidrofóbicas usando a técnica de fundição por solvente. Os autores concluíram, com base nos resultados da avaliação física e das experiências ex vivo, que os adesivos constituídos pelos polímeros Eudragit L 100 e polivinilpirrolidona, com ácido oleico como potenciador de penetração, foram considerados as formulações óptimas para a distribuição transdérmica de TPM.

Ernoviya [E43] et al., **(2018)** demonstraram a formulação e a otimização da nanoemulsão de cetoconazol em surfactante, cosurfactante e óleo. O cetoconazol foi dissolvido em surfactante, cosurfactante e óleo até ficar saturado, a solução clara foi extraída com metanol e a sua absorvância foi medida utilizando um espetrofotómetro UV a 243 nm. As comparações entre surfactantes, cosurfactantes e óleos são numerosas. A abordagem espontânea da nano-emulsão foi utilizada para a formulação. Resumindo, o Tween 80, o etanol e o miristato de isopropilo (IPM) são os tensioactivos, os co-surfactantes e os óleos utilizados na composição da nanoemulsão. Tween 80, concentração de 36%, 9% de etanol e 5% de IPM foram utilizados para otimizar a receita da nanoemulsão de cetoconazol.

Ignace De indications. et al., **(2023)** desenvolveram microagulhas dissolventes (DMN), que são construções hidrofílicas, principalmente à base de polímeros, que podem penetrar na pele e são concebidas para oferecer uma administração indolor e direta de medicamentos dérmicos. Esta revisão sistemática apresenta um resumo exaustivo dos dados clínicos relativos à utilização de DMN para tratar uma variedade de doenças da pele. Foram pesquisadas três bases de dados distintas para encontrar literatura sobre a utilização de DMN para dermatologia. apenas foram tidos em conta ensaios clínicos em humanos. Dois revisores independentes efectuaram avaliações qualitativas utilizando os métodos Cochrane de risco de viés (RoB 2) e de avaliação de critérios de Chambers. Os pensos demonstraram uma boa eficácia, incluindo a melhoria da pigmentação da pele e a diminuição do volume da acne. O volume da acne diminuiu 12,34% após três dias de tratamento com pensos e 10,01% após sete dias de utilização contínua. Não foram observadas reacções adversas em nenhum dos participantes.

Iman [S45] et al., **(2017)** conceberam um método de moldagem por solvente para preparar películas de dissolução rápida de MTC HCl utilizando vários tipos de polímeros formadores de película, tais como hidroxietilcelulose (HEC), hidroxipropilmetilcelulose (115 cp) e carboximetilcelulose de sódio (SCMC) em várias concentrações. Os plastificantes como a glicerina (Gly), o polietilenoglicol 400 (PEG 400) e o propilenoglicol (PG) são utilizados para melhorar a capacidade de formação de película dos polímeros. O autor determinou que a fórmula 12 (feita com SCMC (54% w/w), Gly (20% w/w), e Tween 80 (6% w/w); representa um baixo DT com a taxa mais elevada de dissolução do fármaco e propriedades físico-químicas aceitáveis) foi escolhida como a fórmula optimizada.

Jaturapisanukul [46] et al., **(2021)** demonstraram a eficácia e a segurança de um novo penso solúvel em água para a acne (WHAP), comparando-o com um penso hidrocolóide para a acne (HAP) em doentes com acne inflamatória ligeira a moderada. O estudo foi realizado em 49 doentes com acne, de forma aleatória, controlada, cega e intra-individual. Os resultados clínicos foram avaliados nos dias 2, 4, 7, 9 e 11 do tratamento. Descobriu-se que o tempo médio para a resolução da acne inflamatória tratada com WHAP foi significativamente mais curto do que com HAP (WHAP foi de 4 dias, enquanto HAP foi de 6 dias) (valor P.001). Os autores concluíram que não foram detectados efeitos nocivos em nenhum dos grupos. É seguro utilizar a WHAP como um tratamento alternativo para a dor inflamatória.

Khan[47] et al., **(2020) tiveram como** objetivo desenvolver e testar um penso à base de nanopartículas (NP) sensíveis ao pH para uma administração transdérmica eficiente de flurbiprofeno contra a artrite reumatoide. O processo de nanoprecipitação foi utilizado para preparar as NPs, tendo sido aplicado um desenho composto central para otimização. O adesivo transdérmico foi carregado com NPs optimizadas utilizando o método de evaporação de solventes. Os investigadores descobriram que o adesivo transdérmico à base de NPs sensíveis ao pH e carregado com flurbiprofeno tem potencial para controlar com êxito a artrite reumatoide.

Lau48 et al. **(2022)** investigaram a tolerabilidade e os efeitos benéficos da terapia combinada com um adesivo transdérmico de rotigotina durante a noite e uma infusão intra-jejunal de levodopa na doença de Parkinson avançada. Para esta análise retrospetiva de dados, foram recolhidos dados do estudo longitudinal internacional não motor em curso (NILS) e da prática clínica local no King's College Hospital (Londres, Reino Unido) antes e depois do início da terapia combinada de administração contínua de fármacos com um adesivo transdérmico de rotigotina durante a noite e uma infusão intra-jejunal de levodopa. Os investigadores concluíram que a combinação da infusão intra-jejunal de levodopa com um adesivo transdérmico de rotigotina durante a noite é bem tolerada e prolonga os benefícios terapêuticos da infusão com uma tolerância excelente.

Liu49 et al., **(2015)** demonstraram o desenvolvimento de um adesivo transdérmico para zolmitriptano, bem como a determinação de sua absorção in vivo usando pele de coelho. Utilizou-se a técnica de evaporação de solventes para fabricar o adesivo de zolmitriptano, que foi colocado numa célula de difusão de duas câmaras com pele excisada do abdómen de coelho para testes de permeação. Concluiu-se que os adesivos transdérmicos optimizados de zolmitriptano podem transportar eficazmente o medicamento adequado para a circulação sistémica num curto período de tempo, sem causar irritação, e que devem ser mais explorados.

Mofidfar50 et al., **(2019)** criaram e caracterizaram um adesivo que consiste em microfibras electrospun não tecidas constituídas por Policaprolactona (PCL) encapsulando GNL para libertação gradual numa matriz de óleo mineral. O estudo termogravimétrico revelou que o GNL colocado em fibras de PCL apresentou estabilidade térmica até 200°C. A Calorimetria Exploratória Diferencial indicou que o GNL foi disseminado nas fibras electrospun sem interação entre o GNL e o PCL e sem a criação de cristais de fármaco. In vitro, os adesivos carregados com LNG proporcionaram uma distribuição consistente do LNG pela pele durante um período máximo de 5 dias. Com um maior desenvolvimento, os adesivos de PCL electrospun carregados com LNG poderiam ser utilizados para contraceção de longa duração.

Morte51 et al., **(2022)** estabeleceram a biodisponibilidade e a bioequivalência de dois adesivos transdérmicos de rivastigmina em estado estacionário. Este estudo aberto, aleatório, equilibrado, de dois períodos, duas sequências, cruzado, foi realizado em adultos saudáveis (n = 31). O período de tratamento consistiu em dois períodos de investigação de 5 dias em que os adesivos experimentais com uma taxa de libertação de
13,3 mg/24 h de rivastigmina foram aplicados consecutivamente todos os dias. Para quantificar as concentrações plasmáticas, foram recolhidas amostras de sangue em série. Após a aplicação do penso, foram efectuadas avaliações da adesão e da irritação da pele. Os investigadores concluíram que ambos os produtos demonstraram bioequivalência e que a tolerabilidade sistémica era consistente com o perfil de segurança da substância medicamentosa.

Nasrollahzadeh52 et al., **(2022)** prepararam um penso transdérmico utilizando a cefalexina como modelo de medicação antibacteriana que foi produzido neste trabalho. Os investigadores examinaram a forma como os SLNs carregados com cefalexina foram disseminados na solução adesiva de poli-iso-butileno e os adesivos finais foram criados através de moldagem com solvente. Foram investigadas as características físico-químicas dos adesivos, a libertação do fármaco in vitro, a eficácia antibacteriana e as propriedades de proliferação das células da pele. Descobriu-se que as células cutâneas de fibroblastos humanos cultivadas em meios com o adesivo ideal proliferavam mais (aproximadamente 25,5%) do que as cultivadas em meios sem o adesivo.

Nguyen53 et al., **(2014)** ilustraram a capacidade de um novo adesivo transdérmico de nanotubos de polímero condutor (CP) para absorver e libertar produtos farmacêuticos modelo hidrofílicos e insulina. Os resultados dos testes ex vivo de distribuição transdérmica controlada externamente de medicamentos modelo e insulina foram comparados com filmes de CP. Devido às propriedades inerentes únicas dos CPs, os medicamentos modelo e a espinha dorsal do polímero interagem electrostaticamente. O adesivo transdérmico de nanotubos de CP foi considerado uma nova e promissora estratégia de administração de fármacos, particularmente para produtos químicos hidrofílicos, que demonstraram ser um desafio substancial para os sistemas convencionais de administração transdérmica de fármacos.

Prodduturi54 et al., **(2019)** exibiram as características de permeabilidade e estabilidade da pele dos sistemas de reservatório de fentanil em função da idade do adesivo. As investigações de libertação de fármacos e penetração cutânea foram realizadas utilizando um equipamento USP 5 modificado e uma técnica única de preparação de amostras. Em conclusão, utilizando uma nova técnica de preparação de amostras com o equipamento 5 da USP, os investigadores conseguiram determinar as taxas de penetração cutânea in vitro para adesivos transdérmicos de fentanilo de vários modelos. Apesar da alteração da concentração do fármaco no EAL, as taxas de permeação com pele de cadáver como substrato não se alteraram com a idade do penso.

Raval55 et al., **(2021)** demonstraram o desenvolvimento da administração transdérmica de palmitato de paliperidona utilizando transportadores lipídicos nanoestruturados (NLC) para melhorar a biodisponibilidade. Os investigadores examinaram a forma como os NLC foram criados utilizando um método de nanoprecipitação, depois incorporados num penso transdérmico e caracterizados físico-quimicamente. Verificou-se que os adesivos apresentavam uma boa estabilidade física e química. De acordo com os resultados, descobriu-se que o penso transdérmico de NLCs carregadas com fármacos é uma tecnologia promissora de administração de fármacos para medicamentos com fraca biodisponibilidade.

Rohith 56 et al., **(2021)** desenvolveram um sistema de administração transdérmica de medicamentos para RM. Uma variedade de intensificadores de permeação foi avaliada e escolhida para inclusão na formulação. Foi concebida uma nova abordagem para obter o fluxo necessário, que incorporou CTC fabricado internamente para aumentar a penetração de RM. Uma reação entre o quitosano e o ácido tioglicólico levou à descoberta da CTC. Esta foi definida através da determinação das suas propriedades físicas e da utilização de métodos analíticos. Foram investigados sete potenciadores de permeação diferentes. Os adesivos transdérmicos foram criados utilizando quitosano, o potenciador de permeação IPM e quantidades variáveis de CTC, e foram testados para ensaios físicos e de permeação. Foi determinado que a CTC tem um impacto significativo na capacidade do IPM para aumentar a penetração.

Sabir57 et al., **(2021)** estabeleceram o desenvolvimento e a otimização de um adesivo de SLNs carregados com curcumina (C-SLNs) utilizando um novo método de administração transdérmica. A abordagem de injeção modificada foi utilizada para otimizar os C-SLNs, utilizando o design composto central de superfície de resposta. Os C-SLNs optimizados foram colocados num penso à base de álcool polivinílico através da abordagem da membrana de suporte. Foram também realizadas experiências de compatibilidade (FTIR, XRPD), libertação in vitro, penetração cutânea ex vivo, estabilidade acelerada e investigações de avaliação de adesivos. Concluiu-se que a abordagem de injeção modificada é fácil, barata e menos demorada para a produção de um adesivo de C-SLNs para o canal transdérmico.

Sarkar58 et al., **(2014)** examinaram a eficácia de um adesivo transdérmico (tipo matriz) à base de mucilagem/hidroxipropilmetilcelulose (HPMC) como método de administração de medicamentos. Utilizou-se a técnica de evaporação de solventes para extrair mucilagem de Colocasia esculenta (Taro) para fazer pensos transdérmicos contendo cloridrato de diltiazem com uma percentagem de mucilagem variável. Foram utilizadas várias técnicas para caraterizar a mucilagem e os pensos transdérmicos, incluindo o teste de Molisch, a avaliação organoléptica da mucilagem e a análise mecânica, morfológica e térmica dos pensos transdérmicos. Os autores descobriram que o aumento da concentração de mucilagem na formulação aumenta a vida útil dos pensos transdérmicos à base de mucilagem-HPMC.

Schurad59 et al., **(2022)** estabeleceram uma formulação única de adesivo de vários dias (duas vezes por semana) com maior comodidade para a gestão terapêutica dos doentes. Os pensos de Schurad foram estudados através da aplicação de Exelon® em 11 dias consecutivos e de um regime de 4-3-4 dias para o penso de teste de vários dias (RID-TDS), separados por um intervalo de 14 dias de eliminação. A segurança, a tolerabilidade local e o efeito inibitório da rivastigmina na atividade plasmática da BuChE foram também investigados. Os autores concluíram que o RID-TDS mg duas vezes por semana demonstrou ser bioequivalente ao Exelon® uma vez por dia em SS. A adesão do adesivo favoreceu o RID-TDS apesar do intervalo de dose alargado. Ambos os produtos foram bem tolerados.

Suksaeree60 et al., **(2021)** tentaram preparar um adesivo transdérmico de matriz contendo lidocaína/aspirina líquida iónica utilizando pectina e eudragit NE 30D como polímeros e glicerina como plastificante. De acordo com os resultados do perfil de libertação in vitro e dos estudos de caraterização das películas formuladas, realizados por análise de textura, calorimetria diferencial de varrimento, análise termogravimétrica e difração de raios X, os autores concluíram que as películas poliméricas fundidas com solvente feitas de dois polímeros, pectina e eudragit NE 30D, são adequadas para pensos transdérmicos contendo lidocaína/aspirina líquida iónica.

Vora61 et al., **(2022)** demonstraram o desenvolvimento de um sistema de administração transdérmica (TDS) fármaco-em-adesivo que pode administrar OZP durante 3 dias. Foi determinada a permeação passiva, bem como a influência do ácido oleico como potenciador químico e o transporte de OZP através de diversos tipos de pele. Com base em estudos preliminares e na solubilidade de saturação do OZP em diferentes adesivos sensíveis à pressão (PSA), foi formulado e caracterizado um TDS à base de solução em PSA de acrilato e um TDS à base de suspensão em PSA de silicone e PIB, com ácido oleico como potenciador químico. Concluiu-se que o TDS à base de suspensão de PIB PSA poderia servir como um sistema de administração transdérmica potencialmente eficaz para a olanzapina.

Voycheva62 et al., **(2016)** formularam um método de fundição por solvente para criar sistemas de matriz. Os autores prepararam um adesivo transdérmico de aspirina usando eudragit E100 como polímero com diferentes ácidos orgânicos fracos como reticulantes e plastificantes para investigar seus efeitos na liberação de aspirina da matriz preparada. O estudo sugeriu que os sistemas organizados com água como meio de dissolução, ácido málico como agente de ligação e polietilenoglicol 400 como plastificante têm uma libertação significativamente prolongada.

Yousuf63 et al., **(2013)** realizaram o desenvolvimento e a avaliação de adesivos transdérmicos contendo uma combinação de medicamentos antiasmáticos (sulfato de salbutamol e fumarato de cetotifeno). A membrana de álcool polivinílico foi utilizada como membrana de suporte e o eudragit RL-100 foi utilizado como material de matriz. O metanol serviu como solvente, enquanto o propilenoglicol serviu como plastificante. Os melhoradores de permeabilidade incluíram tween 20, miristato de isopropilo, óleo de eucalipto, óleo de rícino e span-20. Após 24 horas, o estudo constatou que as formulações com miristato de isopropilo como potenciador de permeabilidade deixaram sair a maior parte dos medicamentos (88,11% de sulfato de salbutamol e 88,33% de fumarato de cetotifeno).

Yu [T64] et al., **(2019)** provaram o uso de ropivacaína na manutenção da anestesia em crianças quando fornecida como uma injeção epidural seguida por um adesivo transdérmico com e sem tecnologia de eletrodiálise reversa (RED). O adesivo transdérmico de ropivacaína foi criado por uma técnica de evaporação e incluía 25 mg do anestésico local ropivacaína. Como resultado, os adesivos produzidos foram avaliados quanto às suas qualidades físicas, tais como resistência à dobragem, resistência à tração, libertação do fármaco in vitro, etc. Foi determinado que, quando o adesivo era ligado a um sistema de eletrodiálise inversa, tinha um maior potencial para aumentar o limiar de calor, diminuir a sensação de frio e diminuir a profundidade da dor.

FINALIDADE E OBJECTIVOS

A via de administração transdérmica foi reconhecida como uma das vias com maior potencial. A administração transdérmica de medicamentos consiste na administração de medicamentos através da epiderme para obter efeitos sistémicos. Os adesivos transdérmicos controlam a libertação de fármacos a taxas controladas através da utilização de um polímero adequado. Esta via permite a libertação controlada do fármaco a taxas próximas da ordem zero, simulando as proporcionadas pela infusão intravenosa. A pele é um dos órgãos mais extensos e facilmente acessíveis do corpo humano. Recebe cerca de um terço da circulação sanguínea do corpo. Por conseguinte, a pele tem sido explorada como porta de entrada de fármacos. O desenvolvimento de um sistema transdérmico de administração de fármacos oferece uma abordagem possível para ultrapassar alguns dos inconvenientes da terapêutica oral, tais como

a) Esta via melhora a adesão do doente

b) Assegura uma entrada de medicamentos essencialmente constante

c) Contorna o trato gastrointestinal e o fígado como locais de metabolismo, que são responsáveis pela baixa biodisponibilidade oral dos medicamentos.

Os pensos para a acne são uma tecnologia emergente para o tratamento da acne. Recentemente, mais pessoas começaram a usar adesivos para acne para curar diferentes tipos de acne. De facto, hoje em dia, a maioria das pessoas prefere os pensos para acne a cremes e outros medicamentos. Devido à sua dupla utilização como tratamento da acne e corretor, foi feita uma tentativa de preparar e avaliar um penso transdérmico de hidrogel contendo ácido salicílico através de uma técnica conhecida como método de moldagem por solvente. O objetivo deste estudo foi desenvolver adesivos transdérmicos de hidrogel adequados de ácido salicílico que tenham uma dupla utilização, ou seja, como corretor e tratamento da acne, através do método de moldagem por solvente, utilizando polímeros hidrofílicos e lipofílicos. Os objectivos da presente investigação foram preparar pensos transdérmicos de hidrogel e avaliar os seus parâmetros físico-químicos e mecânicos, tais como o aspeto físico, o pH da superfície, a uniformidade da espessura e do peso, a uniformidade do conteúdo do medicamento, a resistência à dobragem, a libertação do medicamento in vitro e os estudos de estabilidade.

PLANO DE TRABALHO

· Revisão da literatura

· Aquisição do medicamento e de outros excipientes adequados

· Avaliar o estudo das características físico-químicas

· Estudos de pré-formulação:

· Descrição

· Solubilidade

· Ponto de fusão

· FTIR

· Para efetuar parâmetros de avaliação:

· variação de peso

· espessuras do remendo

· pH da superfície

· resistência à dobragem

· teor de humidade

· perda de humidade

· estudo do inchaço

· conteúdo do medicamento

· Estudos de libertação de fármacos in vitro

· Selecionar a melhor formulação com base na libertação do fármaco in vitro

· Efetuar estudos de estabilidade.

PERFIL DO MEDICAMENTO

ÁCIDO SALICÍLICO

Estrutura:

Fórmula química: C7H6O3 IUPAC: Ácido 2-hidroxibenzóico Peso molecular: 138,121 g/mol **Densidade:** 1,44 g/cm^3

PROPRIEDADES FÍSICAS:

Ponto de fusão: 158,6° C **Ponto de ebulição:** 211° C **MECANISMO DE ACÇÃO:**

O ácido salicílico inibe diretamente e de forma irreversível a COX-1 e a COX-2 para diminuir a conversão do ácido araquidónico em precursores das prostaglandinas e dos tromboxanos. A utilização do salicilato nas doenças reumáticas deve-se à sua atividade analgésica e anti-inflamatória. O ácido salicílico é um ingrediente-chave em muitos produtos de cuidados da pele para o tratamento do acne, psoríase, calosidades, calosidades, queratose pilar e verrugas. O ácido salicílico permite que as células da epiderme se desprendam mais rapidamente. O ácido salicílico inibe competitivamente a oxidação da uridina-5-difosfoglucose (UDPG) com nicotinamida adenosina dinucleótido (NAD) e não competitivamente com UDPG. Inibe também de forma competitiva a transferência do grupo glucuronilo do ácido uridina-5-fosfoglucurónico (UDPGA) para um aceitador fenólico. A inibição da síntese de monopolissacarídeos é provavelmente responsável pelo abrandamento da cicatrização de feridas com salicilatos.

HIDROXIPROPILMETILCELULOSE

ESTRUTURA:

Denominação química: Hidroxipropilmetilcelulose, éter 2-hidroxipropílico de metilcelulose.

Sinónimos: Goma de hidratos de carbono, hidroxipropilmetilcelulose (HPMC, MPHC), éter hidroxipropílico metílico de celulose, celulose, hipromelose.

Descrição: Compostos poliméricos que contêm unidades repetidas de hidroxipropilmetilcelulose. **Descrição física:** Pó higroscópico branco ou esbranquiçado, ou grânulos ou fibras finas **Fórmula molecular:** $C_{56}H_{108}O_{30}$

Peso molecular: 1261,4

Densidade: 1,39

CAS: 9004-64-3

Ponto de ebulição: 1,102 C°

Ponto de fusão: 225-230 C°

Solubilidade: Solúvel em água, ácido acético glacial, etanol, metanol e propilenoglicol, ligeiramente solúvel em acetona, solúvel em DMF, DMSO, etilenoglicol quente e piridina.

Estabilidade: Estável. O sólido é combustível, incompatível com agentes oxidantes fortes.

Índice de refração: 1.336

PROPILENOGLICOL

Estrutura:

Fórmula molecular: C3H8O2 **Peso molecular:** 76,09 g/mol **Nome IUPAC:**
Propano-1, 2-diol

Sinónimo: propilenoglicol 1, 2-propanodiol propano-1, 2-diol 1,2-propileno

Número de registo CAS: 57-55-6

Descrição física: Líquido espesso, incolor e inodoro que se mistura com água.

Ponto de ebulição: 370,8°F a 760 mm Hg

Ponto de fusão: -76°F

Solubilidade: Maior ou igual a 100 mg/ml a 70°F

Densidade: 1,04 a 68° F

Estabilidade: A temperaturas baixas, o propilenoglicol é estável num recipiente bem fechado, mas a temperaturas elevadas, ao ar livre, tende a oxidar-se, dando origem a produtos como o propionaldeído, o ácido lático, o ácido pirúvico e o ácido acético. O propilenoglicol é quimicamente estável quando misturado com etanol (95%), glicerina ou água; as soluções aquosas podem ser esterilizadas por autoclavagem.

Aplicação:

Polímeros - Quarenta e cinco por cento do propilenoglicol produzido é utilizado como matéria-prima química para produzir resinas de poliéster insaturadas. Neste contexto, o propilenoglicol reage com uma mistura de anidrido maleico insaturado e ácido isoftálico para dar origem a um copolímero. Este polímero parcialmente insaturado sofre reticulação adicional para produzir plásticos termoendurecíveis.

Alimentos e medicamentos - O propilenoglicol é também utilizado em vários produtos comestíveis, como bebidas à base de café, adoçantes líquidos, gelados, produtos lácteos batidos e refrigerantes.

Anticongelante - O ponto de congelação da água é reduzido quando misturado com propilenoglicol. É utilizado como fluido de degelo e anti-gelo para aeronaves. O propilenoglicol é frequentemente utilizado como substituto do etilenoglicol em **líquidos** anticongelantes **para** automóveis de baixa toxicidade e amigos do ambiente.

O licor, a glicerina, ou uma mistura de ambos, são os principais ingredientes do e-líquido utilizado nos cigarros electrónicos. São aerossolizados para se assemelharem ao fumo e servem de suporte a substâncias como a nicotina e os aromatizantes.

POLIVINILPIRROLIDONA

Estrutura:

Fórmula molecular: C6H13NOP2

Peso molecular: 177,12

Sinónimos: Plasdone, Polyvidonum, Agrimer, Polivinilpirrolidona, Polividone [DCIT], Toxobin.

Descrição física: Pó branco higroscópico com um ligeiro odor não objetável

Ponto de fusão: 110-180°C

Solubilidade: Insolúvel em água, etanol e éter

pH: Entre 5,0 e 8,0 (1% de suspensão em água)

Mecanismo de ação: O iodopovidona é um complexo solúvel em água que medeia uma ação bactericida ou virucida na sequência da libertação gradual de iodo livre do complexo no local de aplicação para reagir com o agente patogénico.

Métodos de preparação do PVP e dos seus derivados: A síntese do PVP baseia-se na química do acetileno Reppe desenvolvida na BASF. O processo Reppe envolve a síntese primária do monómero, a N-vinilpirrolidona, que é posteriormente submetida a um processo de polimerização para obter o produto final, o PVP

Aplicação:

· Melhorar a biodisponibilidade e a solubilidade: Manter o estado amorfo, aumentar a área de superfície, aumentar a molhabilidade do fármaco

· Melhorar a estabilidade: Aumento da viscosidade, criação de barreiras estéricas, interacções entre moléculas

· Melhoria das propriedades físico-mecânicas: Propriedades rígidas/higroscópicas/hidrofílicas, modificação da superfície, elevada deformação plástica

· Ajuste da libertação do fármaco: Formação de poros após dissolução, formação de camada viscosa

· Prolongamento do tempo de circulação in vivo: Formação de uma camada protetora para evitar a interação e a opsonização

MATERIAIS E MÉTODOS

MATERIAIS:

Quadro : 3 Lista de produtos químicos

N.º Sr.	Nome do ingredientes	Categoria	Fabricante	Grau
1	Ácido salicílico	Medicamentos substância	Laboratórios S.M	Grau cosmético
2	HPMC	Polímero	Laboratório CDH Reagente	K100M
3	Polivinilpirrolidona	Polímero	Ottokemi	K30
4	Glicol de propileno	Plastificante	Produtos químicos NICE	400
5	Etilcelulose	Polímero	Alpha Chemika	N20
6	Álcool polivinílico	Polímero	Ottokemi	217
7	Glicerol	Plastificante	Laboratório CDH Reagente	Grau de biologia molecular
8	PEG	Plastificante	Produtos químicos NICE	400
9	Etanol	Plastificante	LABPRO	Grau farmacêutico

EQUIPAMENTOS:

Tabela: 4 Lista de equipamentos

S.N.	Instrumentos utilizados	Fabricante
1	Balança de pesagem analítica	Aczel
2	Espectrofotómetro UV	UV23OI
3	Agitador magnético	REMI
4	Sonicador	Biosafer
5	Forno de ar quente	Sistema Kencor
6	Aparelho de dissolução USP	Alta tecnologia
7	Medidor de pH digital	Labline
8	Câmara de estabilidade	Hindustan Apparatus Mfg
9	Aparelho de difusão de Franz	Meditech

METODOLOGIA

Métodos de preparação:

Preparação dos adesivos transdérmicos: Os adesivos transdérmicos de hidrogel foram preparados pela técnica de moldagem por solvente. Pesaram-se com exatidão 2,4 g de hidroxipropilmetilcelulose e 1 g de polivinilpirrolidona, dissolvidos em 30 ml de etanol com um agitador magnético. Em seguida, deixar repousar durante 5 minutos para remover as bolhas de ar. À solução acima referida, adicionaram-se 36 ml de etanol e 2 ml de propilenoglicol e dissolveu-se completamente. Dissolveu-se uma quantidade pesada de ácido salicílico em 12 ml de solvente adequado, separadamente. Adicionou-se uma solução de ácido salicílico a 2% à solução previamente preparada de polímero e plastificante e misturou-se bem. A solução acima referida foi mantida num forno de ar quente durante 45 minutos a 30^0 C, de modo a formar a película. Em seguida, a película foi cuidadosamente removida e cortada num tamanho adequado, ou seja, 2 cm x 2 cm.

SELECÇÃO DE POLÍMEROS PARA A PREPARAÇÃO DE PENSOS TRANSDÉRMICOS:

Em seguida, os polímeros foram pesados nas quantidades adequadas e dissolvidos num solvente adequado, utilizando um agitador magnético, e a solução foi mantida durante algum tempo para remover as bolhas de ar. A solução de polímero foi aplicada na superfície (vidro/Teflon) e seca durante 24 horas numa estufa de ar quente. A película foi destacada da superfície e a sua capacidade de formação de película e o seu aspeto foram avaliados. Os polímeros foram seleccionados para estudos futuros com base nos resultados obtidos.

Tabela: 5 Lotes de formulação de polímeros de rastreio

INGREDIENTES	P1	P2	P3	P4	P5
PVP K-30	2.0	-	-	-	-
CE(g)	-	3.0	-	-	-
HPMC (g)	-	-	2.4	-	-
PVA (g)	-	-	-	-	3.5
Propilenoglicol (ml)	2.0	2.0	2.0	2.0	2.0
Etanol (ml)	30.0	30.0	30.0	30.0	30.

SELECÇÃO DE PLASTIFICANTES PARA A PREPARAÇÃO DE PENSOS TRANSDÉRMICOS:

Tabela 6 : Lotes de formulações do rastreio do plastificante

INGREDIENTES	S1	S2	S3	S4	S5	S6
HPMC (g)	-	-	-	1.0	1.0	1.0
Glicerol (ml)	-	2.0	-	2.0	-	-
PEG (ml)	2.0	-	-	-	2.0	-
Propilenoglicol (ml)	-	-	2.0	-	-	2.0
Solvente (ml)	30.0	30.0	30.0	30.0	30.0	30.0

Tabela 7: Composição dos adesivos transdérmicos de hidrogel (formulações F1 a F9)

Formulação Ingredientes	Códigos de formulação								
	F1	F2	F3	F4	F5	F6	F7	F8	F9
Hidroxipropilmetilcelulose (g)	2.4	2.4	2.4	2.4	2.4	2.4	2.4	2.4	2.4
Polivinilpirrolidona (g)	0.5	1.0	1.5	0.5	1.0	1.5	0.5	1.0	1.0
Propilenoglicol (ml)	1.0	2.0	3.0	1.0	2.0	3.0	1.0	2.0	3.0
Ácido salicílico (g)	0.3	0.3	0.3	0.3	0.3	0.3	0.3	0.3	0.3

AVALIAÇÃO DOS ADESIVOS TRANSDÉRMICOS:

A] CÁLCULO DA DOSE:

O fármaco a carregar no adesivo foi determinado pela dose do fármaco e a carga na placa de Petri foi determinada pela área da placa de Petri.

B] PAPEL DA SUPERFÍCIE DE FUNDIÇÃO:

Foi avaliada com base na forma como afectou a capacidade de formação do adesivo, o aspeto da película e a facilidade de remoção do adesivo da superfície de fundição.

ASPECTO FÍSICO: Todos os adesivos transdérmicos foram inspeccionados visualmente quanto à cor, flexibilidade, clareza e suavidade.

ESPESSURA DO REMENDO:

A espessura do adesivo foi medida cinco vezes com um parafuso micrométrico e foi obtida uma média de três leituras. Isto é necessário para proporcionar uniformidade na espessura da película, o que está relacionado com a exatidão da dose na película.

VARIAÇÃO DE PESO:

Pode ser estudado individualmente, pesando 10 manchas seleccionadas aleatoriamente. De seguida, foi calculado o peso médio das manchas. O peso individual não deve desviar-se do peso médio.

SUPERFÍCIE PH:

Os adesivos foram aplicados durante um período de 1 hora na superfície das placas de meio de ágar previamente preparadas e o pH foi determinado através da utilização de papel de pH na superfície do adesivo inchado.

RESISTÊNCIA À DOBRAGEM:

O remendo foi dobrado repetidamente no mesmo sítio até se partir. Assim, o número de vezes que o remendo pode ser dobrado no mesmo sítio sem se partir dá o valor da resistência à dobragem.

TEOR DE HUMIDADE:

Os adesivos, pesados individualmente, foram mantidos num exsicador com cloreto de cálcio fundido à temperatura ambiente durante 24 horas. Os adesivos foram pesados e a percentagem foi calculada com base na diferença entre os pesos inicial e final dos adesivos. % Teor de humidade = peso inicial - peso final x 100 peso final

PERDA DE HUMIDADE:

Os adesivos foram pesados e colocados no exsicador com uma solução saturada de cloreto de potássio (200 ml) para manter 84% de humidade relativa. Após 24 horas, as películas foram novamente pesadas e a percentagem de absorção de humidade foi calculada de acordo com a fórmula. Este teste ajuda a verificar a integridade e a estabilidade física dos pensos.

ESTUDO DE INCHAÇO:

As películas pesadas foram mantidas num exsicador com uma solução saturada de cloreto de sódio durante 24 horas e depois pesadas de novo. O grau percentual de inchamento foi calculado a partir da fórmula dada.

Grau de dilatação% = Ws-Wd × 100

Onde, Ws é igual ao peso da mancha inchada. Wd= o peso da mancha seca

CONTEÚDO DE DROGAS:

Os pensos foram dissolvidos em 100 ml de tampão fosfato com pH 7,4. Em seguida, a solução acima foi agitada durante 24 horas e filtrada. O ensaio em branco foi preparado utilizando um penso sem fármaco. O teor de fármaco foi determinado medindo a absorvância num comprimento de onda específico após uma diluição adequada, utilizando um espetrofotómetro UV-visível. As medições foram efectuadas em triplicado.

ESTUDOS DE LIBERTAÇÃO DE FÁRMACOS IN-VITRO:

Para a libertação in-vitro de adesivos, é utilizado o aparelho de dissolução, em 300 ml de tampão fosfato pH 6,8 como meio de dissolução e a temperatura mantida a 37°C ± 0,5°C durante 7 minutos a 100 rpm. Após o tempo especificado, foi retirado 1 ml de amostra do meio de dissolução. As amostras recolhidas foram analisadas espectrofotometricamente a um comprimento de onda medido de 253 nm e foi calculada a percentagem cumulativa de libertação do fármaco. O perfil de libertação do fármaco foi estudado utilizando o gráfico da percentagem de libertação do fármaco versus tempo (horas).

RESULTADOS E DISCUSSÃO

ESTUDOS DE PRÉ-FORMULAÇÃO:

1] Descrição:

Tabela: 8 Descrição do ácido salicílico:

Teste de identificação	Norma comunicada	Resultado observado
Aparência	Cristalino	Cristalino
Cor	Branco a esbranquiçado	Branco a esbranquiçado
Odor	Inodoro	Inodoro

2] Solubilidade:

Tabela: 9 Solubilidade do ácido salicílico:

Solvente	Solubilidade observada
Água	2,20 mg/mL
Etanol	333 mg/mL
Tampão fosfato pH 5,0	5,20 mg/mL

3] Ponto de fusão:

Tabela 101	Digita: Ponto de fusão do ácido salicílico: Sr.no Método P.M. Referência P.M. Observado 1 Medidor de ponto de fusão	1580C	1590C

4] Espectroscopia de infravermelhos de transmissão de Fourier (FTIR) :

Foram utilizadas técnicas de FT-IR para estudar a interação física e química entre o medicamento e os excipientes utilizados. Observou-se que não houve alterações nos picos principais nos espectros de IV da mistura de fármaco e polímeros, o que mostra que não houve interacções físicas.

Figura-4: Espectro FTIR do ácido salicílico

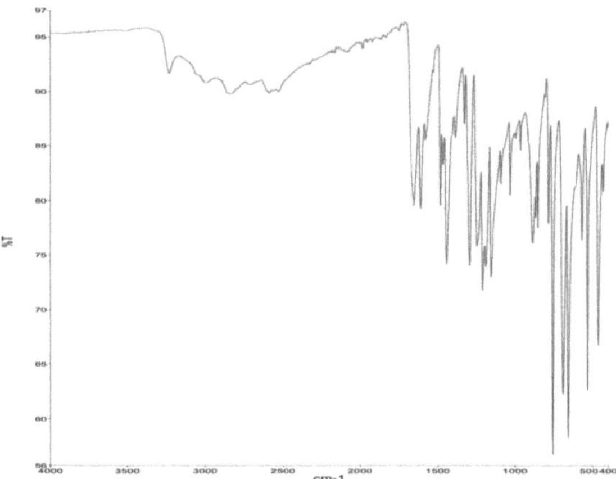

Figura-4: Espectro FTIR do ácido salicílico

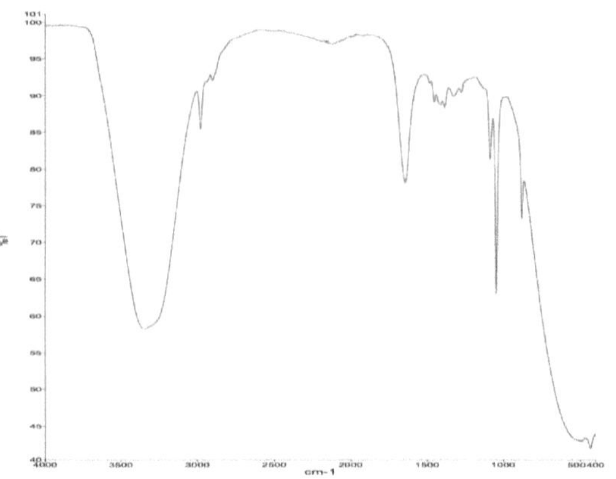

Figura-5: Espectro FTIR da mistura física de fármaco e polímero.

Figura-5: Espectro FTIR da mistura física de fármaco e polímero.

FORMULAÇÃO DE ADESIVOS TRANSDÉRMICOS DE HIDROGEL

1] PAPEL DA SUPERFÍCIE DE FUNDIÇÃO:

As películas moldadas nas placas de Petri apresentaram melhor capacidade de formação de películas e melhor aspeto do que as películas moldadas nas placas de plástico. As películas eram fáceis de remover das placas de Petri.

2] ENSAIOS DE LOTES DE POLÍMEROS PARA A PREPARAÇÃO DO ADESIVO:

Tabela 11: Lotes de ensaio de polímeros seleccionados para a preparação do adesivo

Código Sr	Polímero utilizado	Capacidade de formação de película	Aparência
P1	Etilcelulose	Bom	Semitransparente
P2	PVA	Bom	Semitransparente
P3	HPMC	Excelência	Transparente
P4	PVP	Excelência	Transparente

Descobriu-se que as películas de etilcelulose, PVA e quitosano tinham uma boa capacidade de formação de película, mas eram semi-transparentes e tinham uma textura rugosa. A HPMC e a PVP tinham ambas boas capacidades de formação de película e um aspeto transparente. Como resultado, o HPMC e o PVP foram escolhidos para investigação futura.

4] ENSAIOS DE SELECÇÃO DE PLASTIFICANTES PARA A PREPARAÇÃO DE ADESIVOS:

Os polímeros de etilcelulose e PVP com diferentes plastificantes, tais como glicerol, PEG 400 e propilenoglicol, foram utilizados para criar as formulações F1 a F9.

AVALIAÇÃO DE ADESIVOS DE HIDROGEL DE ÁCIDO SALICÍLICO:

Parâmetros de avaliação:

Quadro 12 : Parâmetros de avaliação dos adesivos de hidrogel de ácido salicílico (F1-F9):

Formulação	pH da superfície	Variação de peso (mg)	Resistência à dobragem	
F1	6.75± 0.02	51.60± 0.10	123	
F2	6.80± 0.03	48.27± 0.02	120	
F3	6.54± 0.03	44.68± 0.12	182	
F4	6.90± 0.00	65.53± 0.12	194	
F5	7.07± 0.05	64.83± 0.06	178	
F6	6.81± 0.01	67.40± 0.15	119	
F7	6.70± 0.02	52.43± 0.06	189	
F8	6.72± 0.02	67.33± 0.10	192	
F9	6.61± 0.01	57.63± 0.11	171	

O pH da superfície de todas as películas foi de 6,54±0,032 a 7,07±0,05. Uma vez que o pH da superfície de todas as películas se situou em torno do pH neutro, não haverá qualquer tipo de irritação para a pele. As películas preparadas foram avaliadas quanto à variação de peso e verificou-se que era de 44,68±0,12 a 67,40±0,15. O desvio percentual da média foi considerado dentro dos limites oficiais prescritos. A resistência à dobragem de todas as formulações foi medida manualmente e verificou-se que era de 130 a 170, com boa flexibilidade.

Formulação	Espessura (mm)	Teor de humidade (%)	Perda de humidade (%)	Estudo do inchaço (%)	Conteúdo do medicamento (%)
F1	0.19±0.07	5.45	11.71	24.32	96.32
F2	0.12±0.03	7.32	16.43	26.45	96.10
F3	0.11±0.04	3.35	8.78	23.64	98.88
F4	0.12±0.04	10.4	13.60	25.77	97.70
F5	0.16±0.06	6.43	15.54	31.81	97.83
F6	0.18±0.04	11.6	25.73	26.14	98.31
F7	0.13±0.08	5.09	9.82	28.93	98.35
F8	0.15±0.07	12.7	20.39	34.21	98.52
F9	0.17±0.03	9.03	19.17	32.34	98.88

A espessura da película foi avaliada utilizando um medidor de parafuso e verificou-se que era de 0,11±0,04 mm a 0,19±0,07 mm. A espessura aumenta com o aumento da concentração de polímero. Os resultados foram considerados dentro dos limites. Os adesivos de hidrogel preparados apresentaram um teor de humidade que variou entre 3,35% e 12,7%, assegurando assim a estabilidade geral, e foram considerados dentro dos limites. A perda de humidade das películas foi de 8,78% a 25,73%. A menor perda de humidade nas formulações ajuda a película a permanecer estável, quebradiça e sem secagem completa. O estudo do inchaço das formulações preparadas foi de 23,64% a 34,21% e foi considerado dentro dos limites. Os dados da estimativa do teor de fármaco para todas as formulações foram de 96,32% a 98,88% e foram uniformes em todas as formulações de película, indicando uma distribuição uniforme dos fármacos.

Parâmetros de avaliação in vitro de todas as formulações (F1-F9)

Tempo (horas)	F1	F2	F3	F4	F5	F6	F7	F8	F9
1	37.00	52.16	59.52	37.29	43.46	51.07	47.95	58.90	36.58
2	52.29	56.50	66.55	45.98	47.72	58.56	55.14	62.94	43.47
3	63.27	59.03	73.10	50.54	52.76	66.86	60.53	68.27	54.58
4	82.00	63.91	79.41	58.22	58.34	72.05	66.46	74.90	62.82
5	86.64	72.19	82.96	66.72	68.56	73.07	69.81	78.73	65.93
6	91.05	79.20	87.80	73.43	75.22	78.54	78.37	85.77	73.56
7	92.12	85.45	95.43	79.62	81.89	80.63	83.05	89.77	79.93
8	94.25	90.42	97.52	86.89	89.62	88.21	92.70	95.96	88.64

Todos os valores são a média de três leituras ± desvio padrão

Libertação do fármaco in vitro das formulações dos lotes F1 a F9:

Libertação do fármaco in vitro das formulações dos lotes F1 a F9:

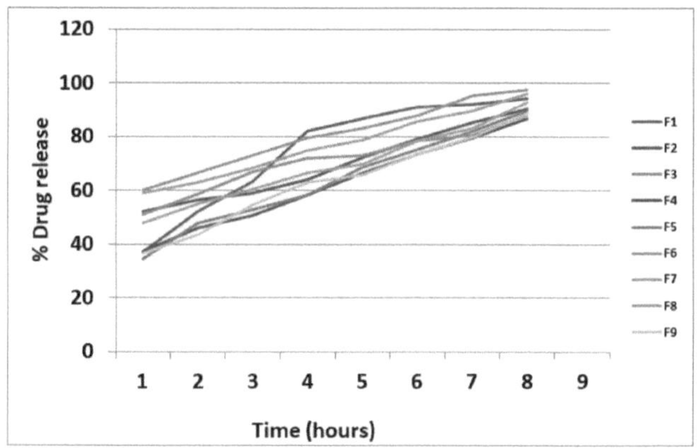

Figura-6: Perfil de libertação in vitro do ácido salicílico de todas as películas

Libertação do fármaco in vitro da formulação optimizada F3 :

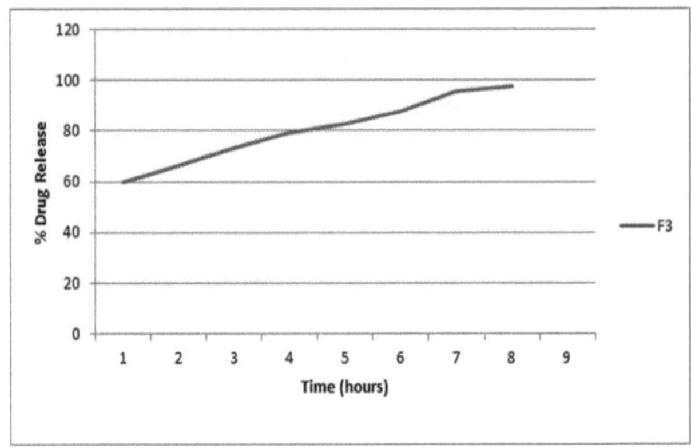

Figura 7: Perfil de libertação do fármaco in vitro da formulação optimizada F3

O perfil de libertação do fármaco foi estudado utilizando o gráfico da percentagem de libertação do fármaco versus tempo (horas). As formulações F1, F2, F3 e F4 apresentaram 94,25%, 90,42%, 97,52% e 86,89%. Libertação do fármaco, respetivamente, às 8 horas. As formulações F5, F6, F7 e F9 apresentaram 89,62%, 88,21%, 92,70%, 95,96% e 88,64%, respetivamente. A formulação F3 apresentou a melhor libertação de fármaco em comparação com as outras combinações.

RESUMO E CONCLUSÃO

O penso transdérmico de hidrogel contendo ácido salicílico foi formulado com êxito utilizando o método de moldagem por solvente, com diferentes proporções de combinações de polímeros hidrofílicos e hidrofóbicos em diferentes concentrações. A caraterização do fármaco foi feita e a avaliação dos parâmetros fisiológicos foi realizada de acordo com as normas da Farmacopeia e o estudo de compatibilidade foi feito com o objetivo de proporcionar uma libertação controlada do fármaco durante mais tempo para melhorar a adesão do doente e reduzir a frequência de dosagem. Os estudos de compatibilidade fármaco-excipientes foram efectuados utilizando FTIR e os resultados indicaram que o fármaco era compatível com os transportadores, polímeros e outros excipientes utilizados na forma de dosagem. O HPMC e o PVP foram utilizados como polímeros para obter as propriedades de película desejadas. O etanol foi selecionado como solvente e o propilenoglicol foi utilizado como plastificante para melhorar a fragilidade do polímero e proporcionar flexibilidade. Com base nos estudos de libertação do fármaco in vitro, a formulação F3 contendo HPMC e propilenoglicol foi considerada promissora e apresentou um perfil de libertação do fármaco de 97,52%, respetivamente, quando comparada com as outras formulações. A ordem de libertação do fármaco foi a seguinte: **F3>F8>F1>F7>F2>F5>F9>F6>F4**. As propriedades físico-químicas das películas transdérmicas de hidrogel preparadas estavam dentro dos limites da Farmacopeia no que diz respeito à resistência à dobragem, ao pH da superfície, à variação de peso, ao teor de humidade, ao estudo do inchaço, ao teor de fármaco, etc. Assim, concluiu-se que os adesivos transdérmicos de hidrogel foram formulados de forma eficiente e os resultados demonstraram que a administração transdérmica de ácido salicílico pode ter boas aplicações em termos de redução da frequência de dosagem, melhor cumprimento da paciência, evitando o metabolismo hepático e gastrointestinal, características não invasivas e fácil terminação da terapia.

REFERÊNCIAS

1. Qothrunnadaa T, Hasanah AN. Patches para o tratamento da acne: uma atualização sobre a formulação e o teste de estabilidade. Int J Appl Pharmaceut. 2021;13(4):21-26. doi:10.22159/ijap.2021.v13s4.43812.

2. Sutaria AH, Masood S, Schlessinger J. Acne vulgaris. In:StatPearls[Internet]. Treasure Island(FL):StatPearls Publishing; 2022.Disponível em: https://www.ncbi.nlm.nih.gov/books/NBK459173/. Atualizado em 2022 Ago 1.

3. Nurzyńska-Wierdak R, Pietrasik D, Walasek-Janusz M. Óleos essenciais no tratamento de vários tipos de acne - uma revisão. Plantas (Basileia). 2022;12(1):90. doi:10.3390/plants12010090.

4. Coenye T, Spittaels KJ, Achermann Y. The role of biofilm formation in the pathogenesis and antimicrobial susceptibility of Cutibacterium acnes. Biofilme. 2021;4:100063. doi:10.1016/j.bioflm.2021.100063.

5. Dréno B. O que há de novo na fisiopatologia da acne, uma visão geral. J Eur Acad Dermatol Venereol. 2017;31(Suppl 5):8-12. doi:10.1111/jdv.14374.

6. Zhang L, Li WH, Anthonavage M, Eisinger M. Melanocortin-5 recetor: a marker of human sebocyte differentiation. Peptides. 2006;27:413-420.

7. Torocsik D, Kovacs D, Camera E, et al. Leptin promotes a proinflammatory lipid profile and induces inflammatory pathways in human SZ95 sebocytes. Br J Dermatol. 2014;171:1326-1335.

8. Kuo CW, Chiu YF, Wu MH, Li MH, Wu CN, Chen WS, Huang CH. Patches de Gelatina/Chitosan Bilayer Patches Loaded with Cortex Phellodendron amurense/Centella asiatica Extracts for Anti-Acne Application. Polímeros (Basileia). 2021;13(4):579. doi:10.3390/polym13040579.

9. Titus S, Hodge J. Diagnosis and treatment of acne (Diagnóstico e tratamento da acne). Am Fam Physician. 2012;86(8):734-740.

10. Zhang Y, Feng P, Yu J, Yang J, Zhao J, Wang J, Shen Q, Gu Z. Patch de microagulhas reativo a ROS para o tratamento da acne vulgar. Adv Ther.

2018;1:1800035. doi:10.1002/adtp.201800035.

11. Zaenglein AL.Acne vulgaris. N Engl J Med. 2018;379(14):1343-1352. doi:10.1056/NEJMcp1702493.

12. Fox L, Csongradi C, Aucamp M, Du Plessis J, Gerber M. Modalidades de tratamento da acne. Molecules. 2016;21(8):1-20. doi:10.3390/molecules21081063.

13. Gabinete de Saúde da Mulher (OASH). Acne [Internet]. Gov/a-z_topics/acne. Disponível em: https://www.womenshealth. [Último acesso em 03

14. Zaenglein AL, Pathy AL, Schlosser BJ, Alikhan A, Baldwin HE, Berson DS, Bowe WP, Graber EM, Harper JC, Kang S, Keri JE, Leyden JJ, Reynolds RV, Silverberg NB, Stein Gold LF, Tollefson MM, Weiss JS, Dolan NC, Sagan AA, Stern M, Boyer KM, Bhushan R. Guidelines of care for the management of acne vulgaris. J Am Acad Dermatol. 2016;74(5):945-73.e33. doi: 10.1016/j.jaad.2015.12.037, PMID 26897386.

15. Kapao N, Wattanutchariya W. Desenvolvimento de adesivo natural para acne a partir de materiais locais usando a técnica de implantação de função de qualidade. MATEC Web Conf. 2018;192:4-7. doi: 10.1051/matecconf/201819201050.

16. Linha de saúde. Do medicado ao microagulhamento: 9 pensos para acne para experimentar [Internet]. Disponível em: https://www.healthline.com/health/beauty-skin-care/acne-patches. [Último acesso em 03 Jun 2021].

17. Zhang T, Sun B, Guo J, Wang M, Cui H, Mao H, Wang B, Yan F. Microagulhas à base de ingrediente farmacêutico ativo poli(líquido iónico) para o tratamento da infeção do acne cutâneo. Ata Biomater. 2020;115:136-47. doi: 10.1016/j.actbio.2020.08.023, PMID 32853804.

18. Bariya SH, Gohel MC, Mehta TA, Sharma OP. Microneedles: an emerging transdermal drug delivery system (Microagulhas: um sistema emergente de

administração transdérmica de medicamentos). J Pharm Pharmacol. 2012;64(1):11-29. doi: 10.1111/j.2042-7158.2011.01369.x, PMID 22150668.

19. Waghule T, Singhvi G, Dubey SK, Pandey MM, Gupta G, Singh M, Dua K. Microneedles: Uma abordagem inteligente e um potencial crescente para o sistema de administração transdérmica de medicamentos. Biomed Pharmacother. 2019;109:1249-58. doi: 10.1016/j.biopha.2018.10.078, PMID 30551375.

20. Ita K. Ceramic microneedles and hollow microneedles for transdermal drug delivery: two decades of research. J Drug Deliv Sci Technol. 2018;44:314-22. doi: 10.1016/j.jddst.2018.01.004.

21. Mandal A, Clegg JR, Anselmo AC, Mitragotri S. Hydrogels in the clinic. Bioeng Transl Med. 2020;5(2):e10158. doi: 10.1002/btm2.10158, PMID 32440563.

22. Narayanaswamy R, Torchilin VP. Hydrogels and their applications in targeted drug delivery. Molecules. 2019;24(3):603. doi: 10.3390/molecules24030603, PMID 30744011.

23. Garg S, Garg A, Vishwavidyalaya RD. Hidrogel: classificação, propriedades, preparação e características técnicas. Asian J Biomaterial Res. 2016;2:163-70.

24. De Paepe K, Wibaux A, Ward C, Rogiers V. Eficácia cutânea e avaliação biofísica de adesivos hidrocolóides contendo glicerol. Skin Pharmacol Physiol. 2009;22(5):258-65. doi: 10.1159/000235553. PubMed PMID: 19690451.

25. Jamak VG, Ghosh B, Desai BG, Khanam J. Tendências recentes na terapia cardiovascular transdérmica. Indian J Pharm Sci. 2006;68(5).

26. Kakkar S, Singh R. Uma revisão sobre o sistema de administração transdérmica de medicamentos. Innoriginal Int J Sci. 2016;1-5.

27. Mishra B, Bonde GV. Administração transdérmica de medicamentos. In: Sistemas de Entrega de Medicamentos Controlados. CRC Press; 2020. p. 239-275. 2019;53(4):502-5.

28. Rafalsky VV, Krikova AV, Baglikov AN. Farmacologia clínica do ácido acetilsalicílico como agente antitrombótico. Cardiovasc Ther Prev. 2020;8(7):102-7.

29. McNeil JJ, Wolfe R, Woods RL, Tonkin AM, Donnan GA, Nelson MR, et al. Effect of aspirin on cardiovascular events and bleeding in the healthy elderly. N Engl J Med. 2018;379(16):1509- 18.

30. Bibbins-Domingo K. Aspirin use for the primary prevention of cardiovascular disease and colorectal cancer: Declaração de recomendação da US Preventive Services Task Force. Ann Intern Med. 2016;164(12):836-45.

31. Rane MA, Foster JG, Wood SK, Hebert PR, Hennekens CH. Benefícios e riscos dos anti-inflamatórios não esteróides: limitações metodológicas levam a incertezas clínicas. Ther Innov Regul Sci. 2019;53(4):502-5.

32. Keleb E, Sharma RK, Mosa EB, Aljahwi A-AZ. Sistema de administração transdérmica de medicamentos - conceção e avaliação. Int J Adv Pharm Sci. 2010;1(3).

33. Graça A, Rufino I, Martins AM, Raposo S, Ribeiro HM, Marto J. Prevenção de lesões cutâneas causadas pela utilização de máscaras de proteção facial através de um inovador adesivo de hidrogel à base de gelatina: Conceção e estudos in vitro. Int J Pharm. 2023;638:122941.

34. Arunprasert K, Pornpitchanarong C, Rojanarata T, Ngawhirunpat T, Opanasopit P, Patrojanasophon P. Adesivos de fármaco em adesivo inspirados em mexilhões de poli(acrilato de hidroxietil-co-ácido itacónico)- catecol/ácido hialurónico para administração transdérmica de cetoprofeno. Int J Pharm. 2022 Dec 15;629:127362. doi:

35. Singh A, Chauhan S. PCV25 - Conceção e avaliação de um penso transdérmico de felodipina. Value Health. 2015;18(7):A831. doi: 10.1016/j.jval.2015.09.320. ISSN 1098-3015.

36. Gorle A, Prafullapatil, Bhaskar R, Ola M. Desenvolvimento e avaliação de uma película bucal contendo um agente anti-hipertensivo. O Jornal de Inovação

Farmacêutica. 2015;4(1):53-60.

37. Banerjee A, Chakraverty MH, RR al, Dey S, Basak D, Biswas C. Preparação e avaliação do adesivo transdérmico de aspirina usando HPMC. Int J Pharma Sci Rev Res. 2012;15(1):45-6.

38. Banerjee S, Chattopadhyay P, Ghosh A, Bhattacharya SS, Kundu A, Veer V. Accelerated stability testing of a transdermal patch composed of eserine and pralidoxime chloride for prophylaxis against (±)-anatoxin A poisoning. J Food Drug Anal. 2014;22(2):264-70. doi: 10.1016/j.jfda.2014.01.022

39. Raj BS, Chandrasekhar KB, Reddy KB. Formulação, avaliação farmacocinética in-vitro e in-vivo do sistema de administração transdérmica de fármacos nanoestruturado com transportador lipídico de sinvastatina. Revista Futura de Ciências Farmacêuticas. 2019;5(1):1-14.

40. Calvisi LE. Eficácia de uma combinação de peeling químico e gel tópico à base de ácido salicílico no tratamento da acne ativa. J Cosmet Dermatol. 2021 Jul;20 Suppl 2:2-6. doi: 10.1111/jocd.14281. PMID: 34318988.

41. Castilla-Casadiego DA, Miranda-Muñoz KA, Roberts JL, Crowell AD, Gonzalez-Nino D, Choudhury D, Aparicio-Solis FO, Servoss SL, Rosales AM, Prinz G, Zou M, Zhang Y, Coetzee IF, Greenlee LF, Powell JF, Almodovar J. Biodegradable microneedle patch for delivery of meloxicam for managing pain in cattle. PLoS One. 2022 Aug 2;17(8):e0272169.

42. Cherukuri S, Batchu UR, Mandava K, Cherukuri V, Ganapuram KR. Formulação e avaliação da administração transdérmica de topiramato. Int J Pharm Investig. 2017 Jan-Mar;7(1):10-17. doi: 10.4103/jphi.PHI_35_16. PMID: 28405574; PMCID: PMC5370344.

43. Emoviya, E., Masfria, M., & Sinaga, K.R. Otimização e avaliação da nanoemulsão tópica de cetoconazol. Jornal Asiático de Pesquisa Farmacêutica e Clínica. 2018;11(5):143-6. doi: 10.22159/aipor.2018.115.23540.

44. De Decker I, Logé T, Hoeksema H, Speeckaert MM, Blondeel P, Monstrey S, Claes KEY. Microagulhas dissolventes para administração intradérmica

eficaz e indolor de medicamentos em várias afecções cutâneas: Uma revisão sistemática. O Jornal de Dermatologia. 2023;50(4):422-444. doi: 10.1111/1346-8138.16732.

45. Jaafar IS. Formulação e avaliação in vitro de filme de dissolução rápida de cloridrato de metoclopramida. Int J ChemTech Res. 2017;10(4):26-38.

46. Jaturapisanukul K, Udompataikul M, Kanokrungsee S, Roihirunsakool S, Kamanamool N, Rachpirom M, Puttarak P. Eficácia e segurança de um novo adesivo de ervas solúvel em água para o tratamento da acne vulgar: Um estudo comparativo, aleatório, controlado por avaliadores-cegos, intra-individual de face dividida. Terapia Dermatológica. 2021;34(3):e14925.

47. Khan D, Qindeel M, Ahmed N, Khan AU, Khan S, Rehman AU. Desenvolvimento de um novo adesivo transdérmico à base de nanopartículas sensíveis ao pH para o tratamento da artrite reumatoide. Nanomedicina (Lond). 2020 Mar;15(6):603-624.

48. Lau YH, Leta V, Rukavina K, Parry M, Ann Natividad J, Metta V, Chung-Faye G, Chaudhuri KR. Tolerabilidade do adesivo transdérmico de rotigotina noturno combinado com infusão de levodopa lintrajejunal ao fim de 1 ano: uma opção de tratamento de 24 horas na doença de Parkinson. J Neural Transm (Viena). 2022 Jul;129(7):889-894.

49. Liu C, Fang L. Fármaco em adesivo de zolmitriptano: Formulação e correlação in vitro/in vivo. AAPS PharmSciTech. 2015 Dec;16(6):1245-1253.

50. Mofidfar M, Prausnitz MR. Adesivo transdérmico electrospun para administração de hormonas contraceptivas. Curr Drug Deliv. 2019;16(6):577-583.

51 Morte A, Vaqué A, Iniesta M, Schug B, Koch C, De la Torre R, Schurad B. Bioavailability study of a transdermal patch formulation of rivastigmine compared with Exelon in healthy subjects. Eur J Drug Metab Pharmacokinet. 2022 Jul;47(4):567-578.

52. Nasrollahzadeh M, Ganji F, Taghizadeh SM, Vasheghani-Farahani E,

Mohiti-Asli M. Medicamento em adesivo transdérmico contendo nanopartículas lipídicas sólidas carregadas com antibióticos. J Biosci Bioeng. 2022 Nov;134(5):471-476.

53. Nguyen TM, Lee S, Lee SB. Conductive polymer nanotube patch for fast and controlled ex vivo transdermal drug delivery. Nanomedicine (Lond). 2014 Oct;9(15):2263-2272.

54. Prodduturi S, Smith GJ, Wokovich AM, Doub IW, Westenberger BJ, Buhse L. Reservoir-based fentanyl transdermal drug delivery systems: effect of patch age on drug release and skin permeation. Pharm Res. 2009 Jun;26(6):1344-1352.

55. Raval S, Jani P, Patil P, Thakkar P, Sawant K. Enhancement of bioavailability through transdermal drug delivery of paliperidone palmitate-loaded nanostructured lipid carriers. Ther Deliv. 2021 Ago;12(8):583-596.

56. Rohith G, Satheesha Babu BK. Influência do conjugado de quitosano e ácido tioglicólico na melhoria da biodisponibilidade de um fármaco antiparkinsónico; Rasagiline Mesvlate do adesivo transdérmico. Drug Dev Ind Pharm. 2021 Jun;47(6):963-976. doi: 10.1080/03639045.2021.1957919. Epub 2021 Aug 2. PMID: 34283682.

57. Sabir F, Qindeel M, Rehman AU, Ahmad NM, Khan GM, Csoka I, Ahmed N. Uma abordagem eficiente para o desenvolvimento e otimização de nanopartículas lipídicas sólidas carregadas com curcumina para entrega transdérmica   transdérmica. Microencapsul. 2021 Jun; 38 (4): 233-248. doi: 10.1080 / 02652048.2021.1899321. Epub 2021 Mar 16. PMID: 33689550.

58. Sarkar G, Saha NR, Roy I, Bhattacharyya A, Bose M, Mishra R, Rana D, Bhattacharjee D, Chattopadhyay D. Taro corms mucilage/HPMC based transdermal patch: an efficient device for delivery of diltiazem hydrochloride. Int J Biol Macromol. 2014 maio;66:158-165. doi: 10.1016/j.ijbiomac.2014.02.024. Epub 2014 Feb 27.

59. Schurad B, Koch C, Schug B, Morte A, Vaqué A, De la Torre R, Iniesta M.

Estudo comparativo de biodisponibilidade de uma nova formulação de adesivo de vários dias de rivastigmina (duas vezes por semana) com Exelon e adesivo transdérmico (diário) - um ensaio clínico randomizado. Curr Alzheimer Res. 2022;19(7):541-553. doi: 10.2174/1567205019666220828105059

60. Suksaeree Maneewattanapinyo P, Panrat K, Pichayakorn W, Monton C. Filmes poliméricos fundidos com solvente a partir de pectina e Eudragit® NE 30D para sistemas de administração transdérmica de medicamentos. J Polym Environ. 2021;1-11.

61. Vora D, Banga AK. Desenvolvimento e avaliação de um sistema de administração transdérmica de fármaco em adesivo para administração de olanzapina. Expert Opin Drug Deliv. 2022 Nov;19(11):1539-1548. doi: 10.1080/17425247.2022.2135700. Epub 2022 Oct 14. PMID: 36242524.

62. Voycheva C, Tsonou MM. Oferta de entrega transdérmica para ácido acetilsalicílico de baixa dose. J Pharm Res. 2016;1(1).

63. Yousuf M, Ahmad M, Usman M, Ali I. Formulações de pensos transdérmicos combinados de fumarato de cetotifeno e sulfato de salbutamol: Libertação in vitro e estudos de permeação ex vivo. Indian J Pharm Sci. 2013 Sep;75(5):569-577. PMID: 24403658; PMCID: PMC3877519.

64. Yu T, Zhang S, Cao X, Liu C. Iontophoretic delivery of transdermal patches containing [Title not provided]. Ata Biochim Pol. 2019 Abr 15; 66 (2): 167-172. doi: 10.18388 / abp.2018_2669. PMID: 30986279.

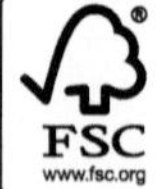

MIX
Papier aus verantwortungsvollen Quellen
Paper from responsible sources
FSC® C105338

Printed by Books on Demand GmbH, Norderstedt / Germany